AF297922

NOUVEL INSTRUMENT

APPELÉ

PORTE-RAPE,

AU MOYEN DUQUEL ON DÉTRUIT

LES RÉTRÉCISSEMENS DU CANAL DE L'URÈTRE,

ET L'ON PARVIENT A RÉTABLIR, EN PEU DE TEMPS,

LE COURS NATUREL DES URINES;

Présenté à l'Académie des Sciences (Institut de France), le 2 mai 1836.

PAR H.-M.-J. DESRUELLES,

DOCTEUR EN MÉDECINE DE LA FACULTÉ DE PARIS, CHIRURGIEN-MAJOR-PROFESSEUR A L'HÔ-PITAL MILITAIRE D'INSTRUCTION DU VAL-DE-GRACE, CHARGÉ DE LA DIRECTION DU SERVICE DES VÉNÉRIENS AUDIT HÔPITAL, CHEVALIER DE LA LÉGION D'HONNEUR.

« Je te puis asseurer que j'en ai faict de belles cures. »
AMBROISE PARÉ.

Première Partie. Août 1836.

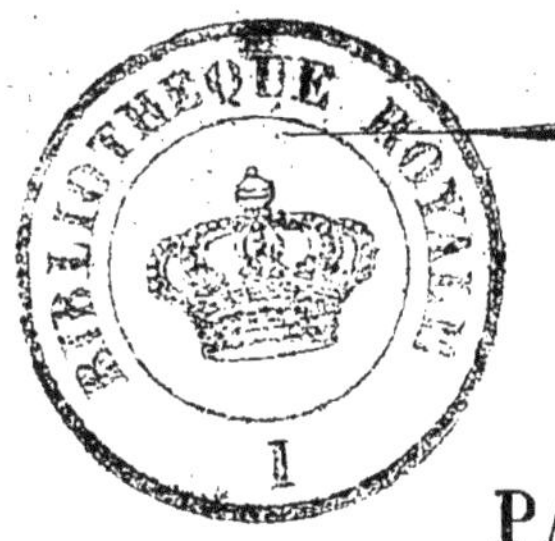

PARIS,

CHEZ J.-B. BAILLIÈRE,

LIBRAIRE DE L'ACADÉMIE ROYALE DE MÉDECINE,

RUE DE L'ÉCOLE DE MÉDECINE, 13 BIS.
A LONDRES, même Maison, 219, Regent Street.

1836

OUVRAGES DE M. DESRUELLES,

QUI SE TROUVENT CHEZ LE MÊME LIBRAIRE.

TRAITÉ THÉORIQUE ET PRATIQUE DU CROUP, précédé de réflexions sur l'organisation des enfans, deuxième édition, 1 vol. in-8. Paris, 1824.

TRAITÉ DE LA COQUELUCHE, ouvrage couronné par la société Médico-Pratique de Paris, 1 vol. in-8. Paris, 1827.

MÉMOIRE SUR LE TRAITEMENT SANS MERCURE, employé, au Val-de-Grâce, contre les maladies vénériennes, 1 vol. in-8. Paris, 1827.

PREMIER MÉMOIRE SUR LES RÉSULTATS COMPARATIFS obtenus de l'emploi du mercure, et de la méthode simple, à l'hôpital du Val-de-Grâce, contre les maladies vénériennes, 1 vol. in-8. Paris, 1828.

DEUXIÈME MÉMOIRE SUR LE MÊME SUJET, 1 vol. in-8. Paris, 1829.

MÉMOIRE SUR LES DÉCHIRURES DE L'URÈTRE, broch. in-8. Paris, 1829.

PRÉCIS PHYSIOLOGIQUE SUR LE CHOLÉRA-MORBUS, broch. in-8. Paris, 1831.

TRAITÉ PRATIQUE DES MALADIES VÉNÉRIENNES, comprenant l'examen des théories et des méthodes de traitemens qui ont été adoptées dans ces maladies , et principalement la méthode thérapeutique employée à l'hôpital militaire d'instruction du Val-de-Grâce , un fort vol., in-8. avec pl. Paris , 1836.

Cet ouvrage, qui est le résumé complet des observations faites au Val-de-Grâce, par M. DESRUELLES, dans le service des vénériens qui lui est confié depuis l'année 1825; présente 1° l'histoire des maladies vénériennes; 2° une nouvelle doctrine qui embrasse toutes les questions relatives à ces affections; 3° leur description; 4° les méthodes qu'on peut mettre en usage contre elles ; 5° le traitement simple et sans mercure que M. Desruelles emploie avec succès au Val-de-Grâce, depuis 12 ans.

MOQUET ET COMPAGNIE, IMPRIMEURS,
90 , rue de la Harpe.

NOUVEL INSTRUMENT

APPELÉ

PORTE-RAPE,

AU MOYEN DUQUEL ON DÉTRUIT

LES RÉTRECISSEMENS DU CANAL DE L'URÈTRE,

ET L'ON PARVIENT A RÉTABLIR, EN PEU DE TEMPS,

LE COURS NATUREL DES URINES.

Chargé depuis douze ans de la direction du service des véné-riens au Val-de-Grâce, nous avons eu l'occasion d'observer et de traiter un grand nombre d'hommes atteints de rétrécisse-mens du canal de l'urètre. Ces faits, ajoutés à ceux que nous avons recueillis dans notre pratique particulière, nous per-mettent sans doute d'émettre aujourd'hui une opinion pratique sur les différentes méthodes que l'on a proposées pour guérir les coarctations de l'urètre.

La dilatation est certainement la méthode la plus simple, la plus douce et la plus sûre ; mais employée seule elle est longue, et n'est réellement efficace que dans les rétrécissemens récens, peu étroits, et facilement dilatables. Au contraire, associée aux autres méthodes, elle produit constamment de grands avan-tages.

L'incision des rétrécissemens convient dans beaucoup de cas. Si jusqu'à présent elle compte peu de partisans, ce n'est pas à la méthode que l'on peut rapporter l'espèce d'abandon où elle est restée, mais bien plutôt à l'imperfection des instrumens qui ont été proposés, à leur difficile usage, et à l'impossibilité où se trouve le chirurgien de limiter leur action.

La cautérisation , presque généralement adoptée aujour-d'hui, est une méthode qui , quoique assez avantageuse, est longue dans ses résultats, hérissée de difficultés dans ses applications, et presque toujours environnée d'accidens : elle ne doit ses succès qu'à la dilatation, sans laquelle elle serait souvent plus nuisible qu'utile.

Le catéthérisme forcé , au moyen des sondes métalliques du docteur Mayor de Lausanne, a l'inconvénient de violenter l'urètre, de déchirer les parois épaissies des points coarctés , et de produire, d'une manière brusque et instantanée, l'écartement des parois du canal urinaire. Cette méthode, très douloureuse d'ailleurs, amène des accidens qui souvent sont plus graves que ceux qu'elle est destinée à éloigner.

Du reste, ces méthodes n'ont un résultat favorable, que lorsqu'en les employant, le praticien peut remplir deux indications principales, savoir : *exciter la suppuration des rétrécissemens de l'urètre ; éviter leur inflammation ;* car il est généralement reconnu aujourd'hui qu'aucune coarctation ne peut disparaître sans avoir suppuré plus ou moins long-temps, et que la dilatation , la cautérisation et l'incision ne sauraient être efficaces, si elles ne déterminent une sécrétion augmentée du canal de l'urètre, et principalement des points où existent les rétrécissemens. Mais, quoique ces méthodes puissent provoquer la suppuration, et remplir ainsi une des conditions de la guérison, elles développent fréquemment des accidens inflammatoires, qui gonflent les parois des coarctations, et occasionnent des rétentions d'urine. Les rétrécissemens sont alors plus difficiles et plus longs à guérir ; le canal s'ulcère et se perfore ; des tumeurs font saillie au périnée, ou bien se développent dans le scrotum ; des abcès leur succèdent, des fistules urinaires s'établissent, et la gangrène, s'emparant des parties malades, y produit de larges escharres dont la chute met à nu la verge et les testicules. Les accidens dont nous parlons sont si graves que souvent les malades succombent au milieu des plus cruelles souffrances.

Ces réflexions , que la pratique nous a suggérées, ont depuis long-temps fixé notre attention. Il était évident pour nous que les méthodes connues étaient défectueuses. Mais comment remédier aux vices qu'elles présentaient? La lecture de l'immortel ouvrage d'Ambroise Paré , à qui on a fait, sans le nommer , un si grand nombre d'emprunts , nous a donné l'idée de proposer une nouvelle méthode, qui remplit parfaitement les deux indications que nous avons rappelées plus haut. Voici le passage que nous avons trouvé dans les écrits de cet illustre chirurgien. Après avoir parlé des *carnosités* du canal de l'urètre , et avoir conseillé de les amollir , il dit : *Alors les convient escorcher et rompre avec une sonde ou verge de plomb , ayant un doigt près de son extrémité, plusieurs aspérités , comme une lime ronde , et l'ayant passée dans la verge entre les carnosités , le patient ou le chirurgien la tirera , repoussera et retournera de côté et d'autre , tant de fois qu'il verra à son advis estre nécessaire pour comminuer lesdites carnosités , laissant fleur après assez bonne quantité de sang , afin de décharger la partie.... Je te puis asseurer que j'en ai faict de belles cures.*

Ce passage du père de la chirurgie française, nous a engagé à faire fabriquer par M. Charrière, un instrument que nous proposons de nommer PORTE-RÂPE (voyez la planche), au moyen duquel on produit à peu près le même effet que Paré obtenait avec la *queue de rat*, dont se servait cet ingénieux et véridique chirurgien.

Le Porte-Râpe se compose d'un stylet en argent , de la longueur de 13 pouces (fig. 1, l l) ; l'extrémité inférieure est terminée par un bouton qui y est rivé (c), et l'extrémité supérieure offre un pas de vis où s'engage une virole applatie (m). Ce stylet, que nous avons emprunté à l'un des instrumens du docteur Tanchou , traverse tout l'instrument. Il s'engage dans une tige de baleine (fig. 4, b b b), et y est retenu par des anneaux (c c c). Cette tige flexible est à proprement parler le Porte-Râpe, car elle présente en bas une virole en argent (d), terminée par un pas de vis en acier (n), et destiné à supporter la rape (o). Celle-ci est creusée pour recevoir le stylet boutonné (p q).

La tige de baleine est garnie en haut d'un cylindre en argent (e), terminé par un tambour (f g). Ces pièces assemblées sont introduites dans une bougie en gomme élastique de la longueur de 8 pouces (fig. 1, a a a), offrant en haut une virole (d), surmontée d'un tambour (c), percé latéralement de deux ouvertures, destinées à introduire deux vis, l'une (j), pour maintenir le Porte-Râpe, l'autre (i), pour assujétir une tige placée latéralement et recourbée (h h), offrant un anneau auquel est adaptée une vis (k) qui retient le stylet (l l), et cette dernière pièce se prolonge en bas, en formant une virole d'un pouce et demi de long (fig. 4, i i), dans laquelle s'engage le stylet, et qui, à son tour, entre dans le cylindre du Porte-Râpe (k e). De cette manière, toutes les pièces de l'instrument, bien qu'elles soient engagées les unes dans les autres, peuvent être arrêtées ou être mues isolément.

Voici la manière de se servir du Porte-Râpe : après l'avoir graissé, on l'introduit jusqu'à l'obstacle. On desserre la vis qui retient le stylet (fig. 1, k), on pousse celui-ci, et on le fait descendre dans le rétrécissement, de la longueur d'un ou de deux pouces (fig. 2, b c); on ferme la vis pour assujétir le stylet dans cette position; on détourne la vis qui retient le Porte-Râpe (fig. 1, j). La râpe est alors mobile; on la pousse en bas; le pénis étant retenu et l'instrument fixé (fig. 3, b), on fait descendre et monter la râpe sur le stylet, et on la meut circulairement pour scarifier dans tous les sens; on remonte la râpe pour la cacher dans la sonde, et on la retire du canal. On laisse saigner un peu les scarifications, puis on introduit immédiatement une bougie emplastique jusqu'au delà du rétrécissement, et on l'y laisse pendant plusieurs heures, si le malade peut la supporter. Cette opération est recommencée tous les trois ou quatre jours, et lorsque l'usure est assez considérable, on achève la cure en employant la dilatation. Elle consiste à introduire des bougies emplastiques dont on augmente progressivement la grosseur.

Cette opération, qui n'a aucun des inconvéniens que l'on

peut reprocher aux autres méthodes, remplit les deux indications principales, savoir : *faire suppurer les rétrécissemens e*
éviter leur inflammation. En effet, la râpe fait une multitude
de scarifications peu profondes et peu douloureuses, qui don-
nent lieu à une petite saignée locale propre à dégorger la partie
et à prévenir son irritation, et comme le dit Ambroise Paré, *elle*
comminue les carnosités, laissant fleur après une assez bonne
quantité de sang, afin de décharger la partie. La bougie qui
est immédiatement introduite, en même temps qu'elle agran-
dit les petites plaies et écarte leurs bords, s'oppose à l'inflammation par la compression qu'elle exerce, et elle irrite assez les
scarifications pour provoquer leur suppuration. L'écartement
de leurs lèvres offre une dilatation instantanée du point rétréci,
et permet à la bougie de pénétrer au-delà du rétrécissement ;
du moins ce résultat, que ne donne jamais immédiatement la
cautérisation, nous l'avons toujours obtenu après l'action de la
râpe. Du reste, les faits que nous allons rapporter et les réflexions qui les accompagnent prouveront que la nouvelle méthode procure des guérisons promptes, fort peu douloureuses,
et presque toujours exemptes d'accidens.

PREMIÈRE OBSERVATION.

Nous allons transcrire la note que M. F., adjudant sous-officier au premier régiment de chasseurs, nous a remise. (Cette
observation a été rapportée dans notre *Traité pratique des Ma-*
ladies vénériennes.)

« Au mois de novembre 1823, je commençai à éprouver
quelques difficultés pour uriner ; j'attribuai cet inconvénient à
une gonorrhée contractée plusieurs mois auparavant, et dont
le traitement avait été incomplet ; de plus, à l'irritation qu'aurait pu produire en moi un changement de climat et de nourriture, puisque je venais de quitter Paris pour habiter Londres,
où je ne faisais usage que d'alimens échauffans. Les occupa-
tions auxquelles je me livrais alors, me firent négliger le soin

de ma santé. Ce ne fut que vers la fin de 1825 que je fis un traitement mercuriel, fort inutile sans doute, puisque ma maladie resta telle qu'elle était auparavant.

« La difficulté dans l'éjection des urines s'était toujours accrue, mais d'une manière peu sensible ; en 1826 cependant, elle devint telle, que je fus obligé de confier ma position à M. Thuillier, docteur en chirurgie à Amiens, où je me trouvais alors. Il essaya l'introduction d'une sonde ; mais elle ne put entrer plus avant que quatre pouces ; une application de 20 sangsues au périnée et quelques bains de siége ayant donné un cours un peu plus libre aux urines, je crus que cela suffirait pour dilater le canal toutes les fois que les mêmes difficultés reparaîtraient.

« Pendant près de 5 ans, je vis insensiblement le jet des urines diminuer de longueur et de grosseur. Presque toujours en voyage, il m'était difficile de me soigner, et j'eus dans ce laps de temps plusieurs accès de fièvre que je ne savais à quoi attribuer.

« Entré au service en 1831, on m'employa dans les bureaux du trésorier. Ce genre d'occupation, nécessitant une assiduité à laquelle j'étais peu fait, détermina une incontinence d'urine. J'entrai à l'hôpital de Beauvais, où l'on ne fit qu'employer des moyens palliatifs ; j'en sortis un peu moins malade. J'essayai alors moi-même l'introduction d'une bougie, mais inutilement ; la maladie fit des progrès. Quelques accès de fièvre de loin à loin d'abord, devinrent ensuite plus fréquens, notamment dans la saison des froids. Je puis même dire que pendant les trois derniers hivers, j'ai dû presque toujours rester au lit dans un grand état de souffrance.

« Vers la fin de décembre dernier, la maladie prit un caractére plus grave que jamais, les accès de fièvre étaient plus souvent réitérés, la transpiration était abondante, les urines exhalaient une odeur infecte; enfin, je voyais avec peine les facultés morales s'anéantir chez moi, en même temps que les forces physiques, et d'une manière tellement sensible, que je calculais une fin très prochaine. Le ventre était gonflé et pesant, le canal douloureux dans toute son étendue ; à chaque instant, le besoin d'uriner me mettait hors d'haleine, je passais un quart-d'heure et quelquefois vingt minutes pour éjecter un verre d'urine ; les efforts que nécessitait cette fonction me faisait porter le sang à la tête, au point d'en être étourdi ; la transpiration devenait abondante sur-le-champ, les muscles se contractaient, un frémissement que je ne puis définir se faisait ressentir dans toutes les parties du corps, et notamment dans les gros orteils ; enfin, je devais avoir la précaution de me mettre sur des lieux d'aisances, à cause des excrétions involontaires qui s'échappaient lorsque je faisais des efforts pour uriner.

« N'y pouvant plus tenir, j'avouai mon mal à M. Garron, chirurgien-major du régiment. Cet officier de santé essaya sur moi l'usage d'une sonde métallique (1) ; il franchit deux rétrécissemens ; mais les douleurs étaient telles que je ne pus supporter plus long-temps cet instrument dans la verge ; il le retira, et je perdis un peu de sang.

« M. Garron résolut de m'envoyer à l'hôpital du Val-de-Grâce, pour m'y confier aux soins de M. Desruelles.

Ici, nous devons rendre compte des faits que nous avons observés. M. F. entra dans l'une des salles de notre service, le 9 avril 1836 ; il était très souffrant ; les urines sortaient avec la plus grande difficulté ; le malade éprouvait une douleur très aiguë dans tout le canal, qui était gonflé, dur, et figurait une corde tendue au dessous de la verge. Notre premier soin fut de calmer cette violente inflammation ; cependant, pour satisfaire aux désirs du malade, nous avons essayé d'introduire une bougie dans l'urètre ; mais la présence de cet instrument causa une si violente douleur qu'il fallut sur-le-champ le retirer. (*Diète, eau de lin édulcorée, émulsion, demi-lavemens émolliens, bain tiède,* 30 *sangsues au périnée*). Le 11, 20

_____

(1) M. Garron employa le procédé de M. Mayor.

sangsues sont appliquées sur la partie droite du canal de l'urètre; le malade éprouve un grand soulagement, cependant une
érection rappelle l'irritation du canal, qui nécessite l'application
de 20 autres sangsues au perinée et un bain tiède de 2 heures
de durée. Le 13 et le 14, les moyens adoucissans sont seuls
employés. Le 15, nous prenons l'empreinte du rétrécissement
principal, situé à 4 pouces et demi; elle présentait, au bas et
au centre, une tige mince, longue, et aplatie sur ses faces
latérales. Cette exploration détermine une vive douleur ; il sort
une assez grande quantité de sang du canal. Le 16, 20 sangsues
sont appliquées. Le 17, M. Charrière n'ayant pas encore achevé
le Porte-Râpe dont nous lui avions donné le dessin, nous faisons
une cautérisation. Les urines s'échappent un peu plus facilement. Les 18 et 19, repos, bains de fauteil, nourriture légère.
Le 20, deuxième cautérisation ; éjection des urines un peu plus
facile. Les 21 et 22, repos. Le 23, introduction de la râpe ;
immédiatement après l'opération, il sort un peu de sang ; une
bougie emplastique pénètre assez facilement à cinq pouces et demi;
une heure après, on la retire, et un jet d'urine très fort et très
facile, est lancé au loin ; la bougie est réintroduite deux fois
dans la journée, et pendant la nuit, le malade urine avec une
très grande facilité. Dans la note qu'il nous a remise, il déclare
que l'application de la râpe ne lui a pas causé, à beaucoup près,
autant de douleur que la bougie dont on s'est servi pour prendre la première empreinte du rétrécissement. Les 24 et 25, les
urines coulent avec facilité, et le malade, très affectueux de sa
nature, ne sait quelles expressions employer pour nous témoi-
gner sa reconnaissance. On introduit des bougies n° 4 et 6. Le
25, deuxième application de la râpe, faite à la sollicitation du
malade; on introduit immédiatement après une bougie n° 8.

Jusqu'au 9 mai, époque de la sortie de M. F., on arrive gra-
duellement à passer avec facilité dans la vessie, des bougies n° 9,
10, 11 et 12.

Nous devons ajouter ici, qu'après l'application de la râpe,
le canal de l'urètre a sécrété une quantité assez considérable de

mucus purulent. Cet écoulement avait entièrement cessé le 3 mai.

Réflexions. Ce fait présente le premier succès que nous ayons obtenu de l'emploi du porte-râpe; il est remarquable sous beaucoup de rapports.

On voit manifestement la maladie s'accroître par degrés, depuis le moment où le jet de l'urine commence à diminuer jusqu'à celui où il est entièrement interrompu. Plusieurs fois le malade a recours à d'habiles chirurgiens; ils calment les douleurs qu'il éprouve, ils élargissent un peu la coarctation ; mais bientôt les accidens se renouvellent et augmentent d'intensité. Le cathétérisme de Mayor est essayé sans succès; M. F. ne peut supporter les douleurs qu'il occasionne, et à son entrée au Val-de-Grâce, nous constatons la vive irritation que l'introduction forcée de l'algalie a déterminée; ce que l'on n'a pu faire en déchirant le canal , nous l'exécutons en le scarifiant au moyen de notre râpe. Dès la première application , nous traversons le rétrécissement, et l'urine est immédiatement lancée au loin. Ainsi une seule opération bien simple avec le Porte-Râpe a suffi pour faire disparaître un rétrécissement qui existait depuis 13 ans , et qui avait conduit M. F. à deux doigts de sa perte. Il est évident que la cautérisation ne nous aurait pas donné un résultat aussi prompt, et que le cathétérisme forcé eût été suivi de graves accidens, en supposant que le malade ait pu en supporter les douleurs.

IIᵉ OBSERVATION.

Le nommé N., âgé de 25 ans, soldat au 6ᵉ régiment de ligne, entra au Val-de-Grâce dans le courant du mois de mai 1836, pour une urétrite chronique , suite d'une urétrite aiguë , contractée il y a deux ans, et traitée par la méthode ordinaire et des injections astringentes. Depuis cette époque, chaque fois que le malade s'écarte de son régime habituel, ou qu'il voit des femmes , étant excité par l'usage des boissons spiritueuses, l'écoulement qui est modéré devient très abondant , il est accompagné de douleur, et le jet de l'urine diminue de grosseur; le repos, l'emploi des boissons rafraîchissantes, font chaque fois disparaître l'état aigu ; l'écoulement diminue, sans cesser entièrement; mais l'éjection des urines devient de plus en plus difficile.

À son entrée au Val-de-Grâce, le malade nous présente les symptômes suivans : douleur dans la partie droite du canal de l'urètre, pendant l'émission des urines ; elle est augmentée surtout pendant les érections, qui sont très fréquentes ; le jet de l'urine est petit, bifurqué et tournoyant ; la portion balanique de l'urètre, dure, et gonflée ; des moyens adoucissans et anti-plogistiques sont employés pendant 15 jours pour calmer les accidens inflammatoires ; à cette époque, une bougie en cire, d'une médiocre grosseur, fut introduite dans le canal de l'urètre ; elle fut arrêtée à quatre pouces et demi ; un porte-empreinte rapporte une tige mince, longue de six lignes et parfaitement concentrique à la masse de cire qui garnit le pinceau de la sonde. Le Porte-Râpe arrive jusqu'à 4 pouces; le stylet boutonné parcourt à peu prés 2 pouces au-delà de la coarctation ; la râpe glisse sur lui, et entre dans le rétrécissement dont elle écarte les parois, en pratiquant de nombreuses scarifications. L'instrument étant retiré, il sort un peu de mucosité mêlée de sang ; la râpe et le stylet en sont couverts. Aussitôt la même bougie qui, avant l'opération, n'avait pu dépasser 4 pouces, franchit le rétrécissement et est arrêtée à six pouces. Nous avons lieu de présumer que sa forme conique fut la seule cause qui l'empêcha d'arriver jusque dans la vessie, car le lendemain, en nous servant d'une bougie de la même grosseur et dont la conicité était peu sensible, nous avons franchi sans difficulté le rétrécissement et le col de la vessie. Une suppuration abondante est établie, les urines coulent avec la plus grande facilité, et chaque jour le canal supporte des sondes d'un calibre augmenté, sans qu'il se déclare aucune espèce d'accident. Restait l'induration de la portion balanique de l'urètre ; le malade, satisfait du succès que nous avions obtenu en si peu de temps, en nous servant de la râpe , nous sollicite pour que nous en fassions l'application dans la portion du canal qui répond au gland ; nous cédons à son désir , parce que nous regardons cette légère opération comme utile pour scarifier la membrane muqueuse, amener sa suppuration , et conséquemment le dégorgement de la partie malade. Nos prévisions se réalisent, car après huit jours de l'emploi de bougies introduites dans cette partie de l'urètre , l'engorgement disparaît , l'écoulement cesse , et le malade sort de l'hôpital parfaitement guéri.

Réflexions. Une seule application de la râpe a suffi pour franchir un rétrécissement long et très étroit. Il aurait fallu porter 8 ou 10 fois le caustique , pour détruire cette coarctation. Il est douteux que le cathétérisme , avec les algalis de Mayor , eût amené, en si peu de temps et sans accident, le résultat que nous avons obtenu avec la râpe. D'après la résistance que nous avons sentie, nous croyons que le rétrécissement avait un pouce de longueur.

Un fait non moins remarquable que la promptitude avec laquelle la destruction du rétrécissement a été opérée, est le résultat avantageux qu'a produit la scarification de la membrane muqueuse de la portion balanique de l'urètre. Les observateurs ont pu déjà se convaincre combien cet engorgement est long et difficile à guérir. Cet exemple nous a engagé à renouveler cette opération dans les mêmes circonstances , et les effets que nous en avons obtenus sont tels , que des malades affectés de la même lésion , nous demandent tous les jours à *être râpés*, comme ils le disent.

IIIe OBSERVATION.

M. M. , officier au 1er régiment d'infanterie légère , entra au Val-de-Grâce, vers la fin d'avril; dans le service de M. Gama , chirurgien en chef, pour une urétrite chronique , compliquée de rétrécissement du canal de l'urètre. M. M. qui avait suivi avec intérêt le traitement de l'adjudant sous-officier qui fait le sujet de la première observation , crut qu'il obtiendrait le même avantage de l'application de la râpe ; il pria M. Gama de permettre que je vinsse le traiter sous ses yeux. Le 10 mai , je commençai à donner des soins à M. M. , qui voulut bien me remettre sur sa maladie la notice qu'on va lire.

« J'ai toujours attribué ma rétention d'urine ou rétrécissement aux injections dont j'ai trop souvent fait usage. Au mois de juin 1824 , je fus pour la première fois affecté d'une gonorrhée simple , qui ne tarda pas néanmoins à tomber , comme on le dit , dans les bourses ; on me traita par les moyens ordinaires ; trois mois suffirent à peine pour me guérir. Il resta dans le testicule gauche une petite tumeur qui n'a jamais disparu.

« En 1826 , un autre écoulement fut imparfaitement guéri par des pilules napolitaines et des injections avec une solution d'extrait de saturne.

« En 1828 , je fus atteint encore une fois d'une gonorrhée , mais elle fut beaucoup plus intense que les précédentes. 5 ou 6 boîtes d'opiat balsamique ne suffirent pas ; des injections avec l'extrait de saturne ne furent pas plus efficaces ; l'écoulement existait toujours. Je me déterminai alors à faire des injections avec du vin chaud mêlé à de l'eau d'abord, et ensuite pur ; quelques jours après, l'écoulement disparut ; néanmoins , il a presque toujours existé un léger suintement.

« En 1833 , je commençai à éprouver un peu de difficulté à uriner; je consultai le docteur Bégin , qui m'engagea à faire usage de sondes d'un petit calibre. Je pris chaque jour un litre de décoction de salsepareille. L'un et l'autre de ces moyens me firent beaucoup de bien ; cependant, vers le mois de juillet 1834, j'éprouvai de nouveau de la difficulté à uriner. Quelques mois plus tard, ma position devint plus grave ; le jet de l'urine diminua peu à peu de grosseur , et ne sortait qu'après de grands efforts ; il s'écoulait d'ailleurs si peu d'urine à la fois, et j'étais obligé d'uriner si souvent, qu'il était évident que la vessie ne se vidait jamais entièrement.

« Enfin , en 1836 , accablé de douleur , j'entrai au Val-de-

Grâce. M. Gama soulagea mes maux, en employant tous les moyens propres à calmer l'irritation de la vessie et du canal de l'urètre. Le 10 mai, ce chirurgien distingué , cédant aux désirs que je lui avais manifestés, chargea M. Desruelles de me donner des soins. Mon désir était fondé sur le succès que M. Desruelles venait d'obtenir sous mes yeux, de l'emploi du Porte-Râpe de son invention, sur un adjudant sous-officier du 1er régiment de chasseurs. (Voy. la 1re observation.)

» Voici, jour par jour , les notes que j'ai prises, depuis le moment où j'ai été remis aux soins de M. Desruelles , jusqu'à ma parfaite guérison.

» Le 11 mai, introduction d'une bougie jnsqu'au premier rétrécissement, (quatre pouces et demi). — Le 12, emploi du *Porte-Râpe* de M. Desruelles. Il détruit le rétrécissement, sans me faire beaucoup souffrir ; la bougie pénètre facilement jusqu'à cinq pouces et demi : le jet des urines est plus fort et plus facile. — Les 13 et 14 , repos, usage de bougies n° 4 ; bains. — Le 14, j'ai l'imprudence d'introduire une bougie n° 6 ; il en résulte une irritation du canal, de la fièvre pendant toute la nuit. — Le 15, application de vingt sangsues au.périnée, bain ; soulagement. — Le 16 , M. Desruelles fait pénétrer assez facilement jusque dans la vessie , une bougie n° 4 : jet beaucoup plus fort et plus facile. — Le 17 , usage d'une bougie n° 5, qui ne pénètre que jusqu'à sept pouces. — Les 18 et 19, repos. — Le 20, introduction deux fois de suite de la râpe : une sonde n° 6 va jusqu'à sept pouces. — Les 21 et 22, repos, un peu de souffrance en urinant. — Le 23, introduction pour la quatrième fois de la râpe ; immédiatement après, une bougie n° 6 pénètre jusque dans la vessie : les urines sortent avec beaucoup de facilité. — Les 24 et 25, repos, bains, emploi de bougies. — Le 26, usage de la râpe, pour la cinquième fois. — Le 27, repos; irritation vive du canal. — Le 28, M. Desruelles parvient sans beaucoup de peine à introduire jusque dans la vessie une bougie n° 8, que je garde pendant une heure ; bain de deux heures, immédiatement après, mieux très sensible. — Le 29, repos.

—Les 3o et 3ı, repos, usage de bougies ; écoulement muqueux très considérable; j'urine beaucoup de sang. — Le ı^{er} juin , application de quinze sangsues au périnée ; deux bains dans la journée. — Les 2, 3 et 4, diète, bains. — Le 5, introduction d'une bougie, qui ne pénètre pas jusqu'à la vessie. — Le 6, mieux très sensible, introduction d'une forte sonde métallique, qui entre facilement dans la vessie; j'urine très bien. — Les 7, 8, 9, 10 et 11, écoulement mucoso-purulent très abondant. — Le 12, quinze sangsues au perinée; mieux très sensible. — Le 13, la suppuration établie dans le canal touche à sa fin , les urines sortent avec beaucoup de facilité. — Le 14, l'écoulement n'existe plus; ma guérison est complète. »

Réflexions. Dans ce cas, il a fallu cinq fois appliquer la râpe pour détruire plusieurs rétrécissemens, et ils n'ont été vaincus qu'après avoir abondamment suppuré. Plusieurs circonstances ont contrarié le traitement et retardé ses résultats. Nous avons vu qu'après la première application de la râpe, le malade, impatient d'obtenir l'effet qu'il en attendait, introduit à plusieurs reprises une bougie n° 6; cette manœuvre imprudente ramène de l'irritation ; lorsqu'elle est dissipée, nous parvenons facilement dans la vessie avec une sonde n° 4; dès lors M. M... se croit guéri, il veut sortir de l'hôpital; il ne dit pas dans sa note qu'il se sonde lui-même, et à chaque instant du jour, et qu'il irrite incessamment le canal de l'urètre. Ces accidens s'apaisent néanmoins assez promptement. Je cède aux sollicitations du malade, toujours pressé de sortir de l'hôpital ; je lui applique deux fois de suite la râpe, ce qui ramène des accidens qui retardent le traitement. Suivant l'état du canal, tantôt on pénètre facilement, tantôt la bougie s'arrête et provoque des spasmes, jusqu'à ce que la suppuration devienne assez abondante pour dégager les parties malades; ce nouvel incident alarme M. M...; il demande des injections , il veut qu'on fasse cesser cet écoulement dont il ne comprend pas l'avantage; enfin les parties reviennent à leur état normal , et la guérison est complète.

IVᵉ OBSERVATION.

Le nommé A..., soldat au 43ᵉ régiment de ligne, entre à l'hôpital du Val-de-Grâce le 15 mai 1836, pour y être traité d'une urétrite chronique avec rétrécissement du canal de l'urètre dont nous constatons l'existence. Le jour même de son entrée une bougie n° 4, introduite dans le canal, est arrêtée à deux pouces et demi.

Après avoir fait prendre quelques bains au malade, nous appliquons le Porte-Râpe ; le 5ᵉ jour de son entrée nous franchissons le premier rétrécissement ; nous laissons l'instrument dans le canal, nous retirons la rape dans la canule et nous poursuivons notre route jusqu'à 4 pouces 1/2 ; là se trouvait un second rétrécissement que nous scarifions ; immédiatement après, une bougie n° 6 pénètre jusque dans la vessie.

Le 6ᵉ jour, repos, bain.

Le 7ᵉ, nous introduisons une bougie n₀ 8 ; les jours suivans, des bougies d'un calibre successivement plus fort passent facilement, et lorsque le n° 12 peut être introduit sans irriter le canal, le malade sort de l'hôpital parfaitement guéri.

Réflexions. On peut, comme on vient de le voir, détruire deux rétrécissemens au moyen de la râpe, sans retirer l'instrument du canal de l'urètre. Il a suffi d'un seul jour pour arriver à ce résultat, et faire pénétrer une bougie n° 4 jusque dans la vessie. Quelle méthode offre autant de célérité et de sûreté ? Est-ce la cautérisation ou le catéthérisme forcé ? Ce dernier aurait pu avoir ce résultat ; mais qui peut répondre que l'algali de M. Mayor aurait sans danger, violenté, déchiré le canal de l'urètre ? L'inflammation eût certainement succédé à cette manœuvre.

Vᶜ OBSERVATION.

Dans le mois de mars dernier, je fus appelé pour donner des soins à M. M... Il était atteint depuis douze heures d'une réten-

tion complète d'urine. Mes premières tentatives pour le sonder
furent inutiles ; l'inflammation du canal de l'urètre était si
intense, que la présence de l'instrument causait au malade de
cruelles douleurs. On appliqua 3o sangsues au périnée ; après
leur chute, on le mit dans un bain tiède ; pendant son séjour
dans le bain, j'essayai de le sonder avec un algali d'argent ;
je fus arrêté à 4 pouces.

Vers le soir, le malade étant plus calme, je recommençai
mes tentatives avec l'algali qui ne put franchir l'obstacle ; je
crus être plus heureux avec une sonde de gomme élastique
sans mandrin ; mais son calibre étant trop considérable, je dus
prendre une sonde n° 2, armée d'un mandrin de plomb. Cette
fois, je fus encore arrêté à 4 pouces ; mais ayant laissé le
bec de la sonde sur le rétrécissement, je parvins, au bout de
3/4 d'heures de patience, à la faire pénétrer, et j'arrivai ensuite
avec assez de facilité dans la vessie. Comme le canal était
très irrité, je ne pus laisser la sonde, et pour prévenir les accidens qui me paraissaient provenir surtout de l'inflammation
du rétrécissement, je recourus à une nouvelle application de
sangsues, à des bains prolongés, et à l'emploi de cataplasmes
émolliens et opiacés. Ces moyens facilitèrent l'introduction de la
sonde, toutes les fois qu'il devenait nécessaire de vider la
vessie. Huit jours après, le malade revint à son état habituel,
c'est-à-dire qu'il urinait par un jet fort menu, tournoyant avec
beaucoup de difficulté ; mais enfin se contentant de cette
position, et redoutant la cautérisation que je lui avais proposée,
il aima mieux garder son infirmité.

Au mois de mai dernier, il vint me voir, et me pria de le
débarrasser du rétrécissement qu'il portait. J'allai chez lui le
lendemain, et j'appliquai la râpe ; après l'opération, à sa
grande surprise, je passai une bougie n° 4 jusque dans la
vessie. Chaque jour la grosseur des bougies fut augmentée,
et la semaine n'était pas écoulée que M. M... urinait parfaitement bien. Il restait une hypertrophie de la membrane
muqueuse qui revêt la portion balanique du canal de l'urètre ;

cette affection locale , qui avait résisté à de fréquens bains de fauteuil et à un grand nombre de sangsues , céda à deux applications de la râpe, faites à cinq jours d'intervalle.

Réflexions. L'emploi de la râpe a été, dans ce cas, doublement utile : le rétrécissement du canal a été détruit, ainsi que l'engorgement chronique de la portion balanique. Ces affections ont cédé dans un temps très-court , sans qu'il soit survenu aucun accident.

D'après les observations que nous avons faites au Val-de-Grâce, les engorgemens de la fosse naviculaire sont aujourd'hui très-fréquens. Cet état du canal est difficile à modifier ; les saignées locales souvent répétées et faites sur le gland , les bains de fauteuil , les bains locaux et émolliens , puis l'emploi d'une bougie enduite de cérat avec addition de nitrate d'argent , ou d'alun calciné , ont souvent réussi à vaincre cette phlegmasie chronique , avec hypertrophie des tissus ; mais il nous a toujours fallu un temps très-long pour obtenir la guérison. Cette observation et la deuxième que nous avons citée , prouvent que les scarifications de la membrane muqueuse , l'usage des bougies sont très-efficaces dans ce cas, en provoquant une suppuration qui dégorge les parties gonflées : la méthode que nous proposons abrège considérablement la durée de la cure.

Le fait suivant prouve , d'une manière indubitable, le succès que procure l'emploi de la râpe, même dans les cas les plus graves.

VI.ᵉ OBSERVATION.

Je laisse parler le malade , sujet de cette observation ; c'est le nommé B. , sergent de grenadiers au 45ᵉ régiment de ligne ; il est entré au Val-de-Grâce le 22 juin 1836.

« En 1820 , je gagnai la gonorrhée , j'avais à cette époque 17 ans. N'osant confier mon état à mes parens, je me mis entre les mains d'un de mes cousins qui était élève en pharmacie ; après avoir pris des tisanes rafraîchissantes pendant 15 jours , je fis usage , à deux reprises, de la potion de Chopart ; mais en vain , car l'écoulement continua, d'une manière modérée. En 1821 , je m'engageai dans un des régimens de la garde royale ; je fis comme mes nouveaux camarades , j'abusai du vin et des femmes. Jusqu'en 1826 , il ne me survint rien d'extraordinaire; mais à la fin de cette année , le lendemain d'une orgie qui eut lieu avec des femmes , je commençai à éprouver des difficultés à uriner ; comme elles étaient supportables , je continuai la vie joyeuse que je menais. Un jour , c'était en 1835 , j'avais bu de 5 à 6 pots de bière ; le besoin d'uriner se fit vivement sentir; j'étais occupé à faire une partie de billard, que je voulus achever avant d'uriner ; j'éprouvai une grande difficulté à rendre les urines; elles tombaient sur mes pieds, goutte à goutte; je craignis d'être bientôt atteint d'une rétention, et je ressentis une douleur si vive dans le ventre et dans les reins, que mes jambes fléchissaient sous moi ; tout à coup, une espèce de bouchon s'échappa avec rapidité du canal , et les urines sortirent avec autant de facilité que si je n'eusse jamais eu de rétrécissement. Ce bien-être ne dura que quelques jours; mon état habituel de souffrances revint et augmenta chaque jour davantage ; bien que je m'abstinsse de voir des femmes et de faire usage de boissons fermentées. Au bout d'un mois , lassé d'un régime qui convenait peu à mes goûts et qui ne m'avait d'ailleurs procuré aucun soulagement, je le cessai, et repris mon train ordinaire de vie , jusqu'au mois d'avril dernier. A cette époque, ne pouvant plus uriner que goutte à goutte, en faisant des efforts inouis , et éprouvant de cruelles souffrances, j'allai consulter un médecin en ville qui me vendit de la poudre tempérante ; pendant que je faisais usage de cette poudre , je m'aperçus d'une certaine grosseur qui me survenait entre l'anus et les testicules. Le charlatan que j'avais consulté , m'assura qu'elle fondrait au moyen d'une espèce de pommade dont la composition m'est inconnue; bientôt la fièvre survint , le chirurgien du régiment voulut m'envoyer de suite au Val-de-Grâce ; je le priai d'attendre quelques jours. Je restai dans le même état, me trainant avec la fièvre et de cruelles douleurs dans tous les lieux où le service m'appelait; ma position empirant de jour en jour, je me décidai à entrer au Val-de-Grâce, comme fiévreux.

« Je déclarai ma maladie à M. Desruelles. L'application de sangsues au périnée, l'emploi de cataplasmes, de bains de siége, diminuèrent le volume de la tumeur et rendirent moins difficile l'excrétion des urines. Le 19 du mois de juillet, M. Desruelles passa une sonde pour explorer le canal ; elle fut arrêtée à un pouce et demi par un rétrécissement ; le lendemain, 20, il se servit de la râpe ; il franchit le premier rétrécissement et un second situé à trois pouces ; une bougie pénétra immédiatement jusqu'à quatre pouces et demi.—Le 21, introduction de bougie, bains. —Le 22, la râpe franchit le troisième rétrécissement qui se trouvait à quatre pouces et demi ; la bougie pénétra jusqu'à cinq pouces un quart ; là se trouvait un quatrième rétrécissement, beaucoup plus étroit que les autres. Ce même jour, je souffris beaucoup, j'eus la fièvre et un mal de tête insupportable pendant toute la journée. La diète, des boissons émollientes, un bain de siége, ne calmèrent pas cette agitation. A six heures, le chirurgien de garde me fit appliquer vingt sangsues au périnée, et après leur chute, je pris un bain de fauteuil; à ma sortie du bain, on recouvrit le périnée avec un large cataplasme émollient, je fus soulagé ; mais je passai la nuit dans un grand abattement.—Le 23, repos, diète, boissons adoucissantes, deux bains de siége.—Le 24, j'étais entièrement rétabli ; M. Desruelles franchit le quatrième rétrécissement, au moyen de la rape, et il parvint à introduire une bougie n° 4 jusqu'à six pouces et demi. —Le 26, il pénétra jusque dans la vessie. Je gardai la bougie pendant 55 minutes ; une violente envie d'uriner me prit, la bougie fut lancée au loin, et un jet considérable d'urine sortit avec abondance et facilité. Pour la première fois, depuis dix ans, je pus vider complètement la vessie. Toute la journée et toute la nuit, les urines ont coulé avec une grande facilité.—Le 26, même bien-être, repos.—Le 27, on introduit une bougie n° 6 que je garde une heure. Les jours suivans, on passe encore des bougies, et aujourd'hui, 7 août, je sors de l'hôpital parfaitement guéri et plein de reconnaissance pour les soins affectueux et éclairés que j'ai reçus du docteur Desruelles. »

Réflexions. Le fait que nous venons de raconter avec toutes ses circonstances intéressantes suffirait, sans doute, pour établir le succès de la nouvelle méthode : ce cas est l'un des plus graves que l'on ait observés. En effet, une urétrite, contractée il y a 16 ans, ne cède pas aux moyens, à la vérité peu rationnels, que l'on emploie; bientôt, sous l'influence de l'abus du vin et des femmes, l'écoulement des urines devient difficile; de jour en jour cette infirmité augmente et acquiert de la gravité; dans cet état, le malade consulte l'un de ces hommes qui vendent des médicamens et se jouent de la crédulité publique. Pendant qu'il exécute la prescription insignifiante du charlatan, il s'opère une déchirure de la portion membraneuse de l'urètre, il s'infiltre une petite quantité d'urine, autour de laquelle se produit de l'irritation qui détermine une tumeur; le malade effrayé retourne chez le médicastre qu'il a consulté, celui-ci ne voit qu'un fondant à appliquer, l'état du canal ne l'occupe pas ; mais bientôt, vaincu par la douleur, le malade se résigne à venir au Val-de-Grace chercher des secours à son mal ; il nous présente au périnée une tumeur du volume du poing, dure, sans changement de couleur à la peau, et douloureuse au toucher; il est évident pour nous qu'il s'est fait une déchirure dans un des points du canal, au-delà du dernier rétrécissement. Notre premier soin est de calmer la vive irritation de l'urètre par l'emploi des antiphlogistiques. La tumeur diminue de volume; mais nous annonçons qu'elle ne s'évanouira que lorsque les rétrécissemens étant vaincus, les urines reprendront leur cours. La râpe est appliquée le 20 juillet; elle traverse les deux premiers rétrécissemens et une bougie n° 4 la suit jusqu'à quatre pouces et demi ; deux jours après, la râpe détruit le troisième rétrécissement; la bougie pénètre jusqu'à cinq pouces un quart. C'était là où se trouvait la coarctation la plus étroite et la plus difficile à détruire, à cause du voisinage du bulbe urétral et de la courbure : néanmoins , la râpe est appliquée le surlendemain , et après son action la bougie pénètre immédiatement jusqu'à six pouces et demi. Dès lors , les urines coulent en formant un jet rapide et assez fort, et pour la première fois depuis 10 ans le malade peut vider la vessie. Le surlendemain , c'est le 27 , par conséquent , six jours après la première application de la râpe , nous parvenons à introduire dans la vessie une sonde n° 6. A mesure que les urines s'échappent avec liberté du canal , la tumeur du périnée diminue , et le 6 août , elle avait entièrement disparu.

Ce fait en dit plus que tous les raisonnemens ; il prouve avec quelle promptitude la guérison s'est opérée. Quelques accidens légers sont venus traverser le traitement ; mais ils ne l'ont pas retardé. Il aurait fallu plusieurs mois pour obtenir ce résultat, au moyen de la cautérisation; ceux qui, comme nous, l'ont mis en usage un grand nombre de fois, peuvent assurer d'avance que de nombreux accidens auraient certainement suivi l'emploi de cette dernière méthode qui eût exigé un traitement long , fatigant et toujours incomplet sans le secours de la dilatation.

En attendant que de nouveaux cas, viennent confirmer les résultats heureux que nous avons retirés de l'emploi de la râpe, nous allons résumer les principaux faits que renferme cette notice.

1° La dilatation est la méthode la plus simple , la plus douce et la plus sûre ;

2° L'incision peut être utile ; mais on doit lui préférer les scarifications au moyen de la râpe ;

3° La cautérisation est une méthode longue , difficile et environnée d'accidens ;

4° Le cathéterisme forcé (méthode de Mayor) qui violente et déchire brusquement le canal , est très douloureux , et amène souvent de graves accidens.

5° L'action du Porte-râpe est la méthode la plus sûre, la plus prompte et celle qui remplit plus exactement les deux conditions principales de guérison : *faire suppurer les rétrécissemens , éviter leur inflammation.* Elle peut être employée dans les cas les plus graves; elle n'a aucun des inconvéniens des autres méthodes; elle n'est pas aussi douloureuse que semblerait le faire craindre l'action de cet instrument qui n'agit qu'en déterminant une très grande quantité de scarifications légères dont les plaies écartées par l'action de la bougie, suppurent et se cicatrisent promptement ; un écartement instantané et proportionnel à la somme des petites scarifications , facilite immédiatement le passage des bougies , et la dilatation du canal : avantages que ne procurent pas les autres méthodes ; et dans le cas où la dilation (cathétérisme de Mayor) se montre efficace, ce n'est qu'en faisant courir aux malades des chances extrêmement fâcheuses.

6° Sans renoncer absolument à la cautérisation , les scarifications au moyen du Porte-Rape doivent l'emporter sur cette méthode toujours longue, difficile et sujette à de fréquentes récidives.

Nous faisons fabriquer par M. Charrière des Porte-Rapes courbes pour les rétrécissemens profonds.

Dans un prochain numéro nous donnerons la suite de nos observations.

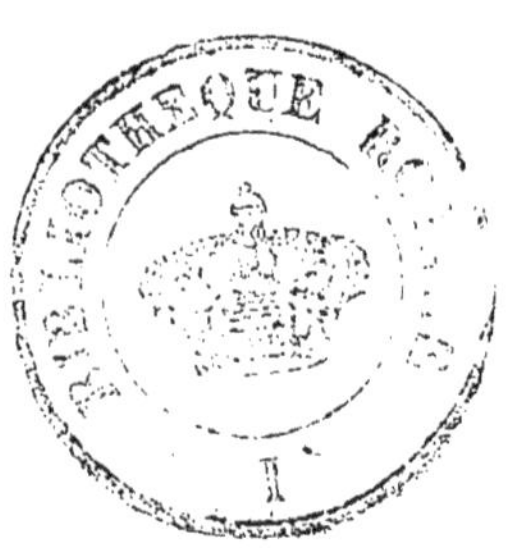

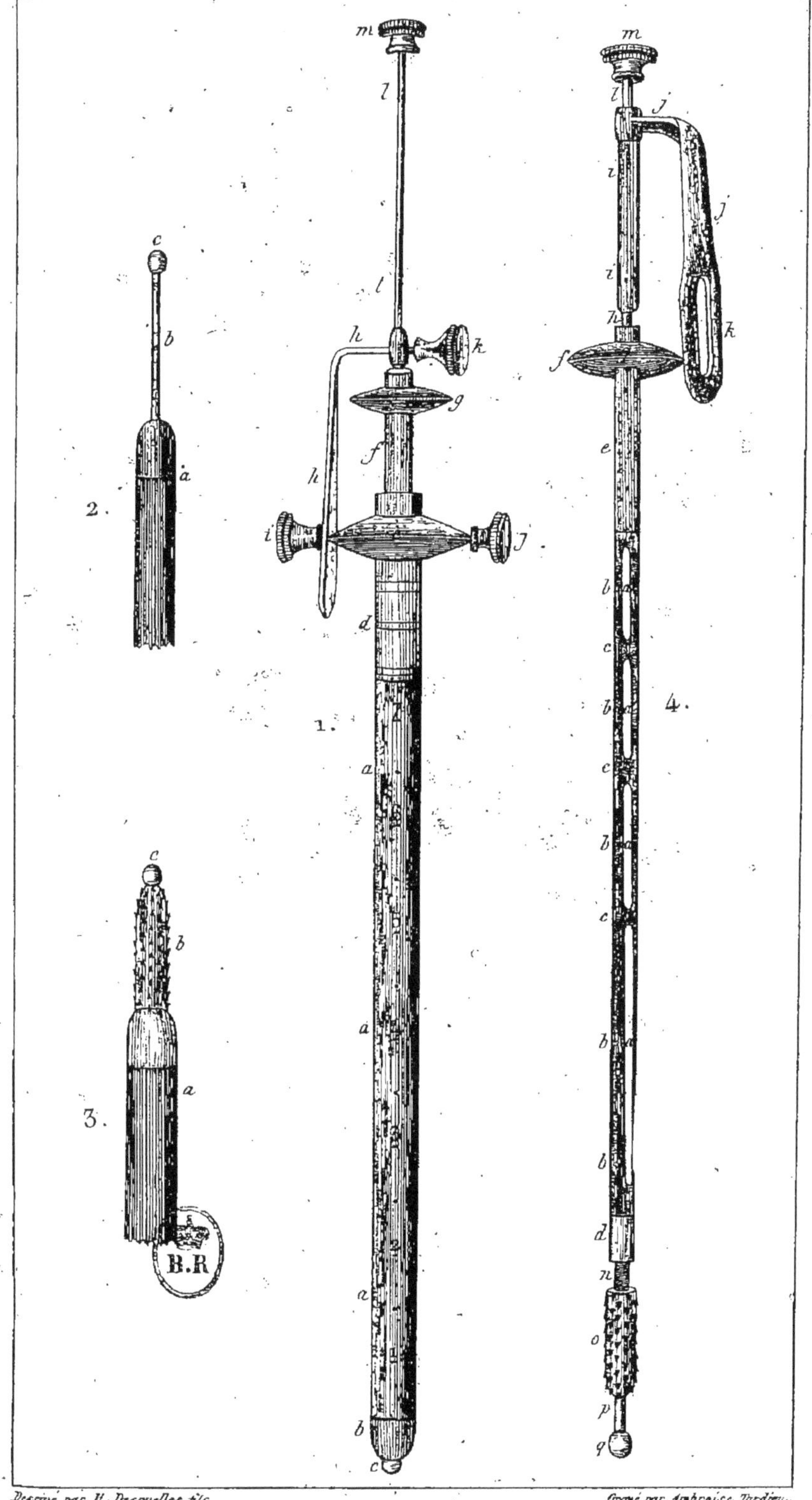

Porte-rape du Dr. Desruelles.

fabriqué par M. Charrière coutelier à Paris.

www.ingramcontent.com/pod-product-compliance
Ingram Content Group UK Ltd.
Pitfield, Milton Keynes, MK11 3LW, UK
UKHW022241070726
13613UKWH00005B/2054